DE LA VALEUR THÉRAPEUTIQUE

DES :

EAUX DE BAGNOLES

(DE L'ORNE)

PRÉCÉDÉE D'UN

EXAMEN DE LEURS PROPRIÉTÉS PHYSIQUES ET CHIMIQUES

PAR

LE DOCTEUR L. BIGNON

Médecin-inspecteur.

MÉMOIRE

HONORÉ D'UNE MENTION HONORABLE PAR L'ACADÉMIE IMPÉRIALE
DE MÉDECINE

(Séance publique annuelle du 13 décembre 1864.)

PARIS

GERMER BAILLIÈRE, LIBRAIRE-ÉDITEUR

RUE DE L'ÉCOLE-DE-MÉDECINE, 17

1865

DE LA VALEUR THÉRAPEUTIQUE

DES

EAUX DE BAGNOLES

(DE L'ORNE)

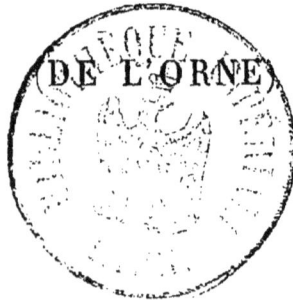

DE LA VALEUR THÉRAPEUTIQUE

DES

EAUX DE BAGNOLES

(DE L'ORNE)

PRÉCÉDÉE D'UN

EXAMEN DE LEURS PROPRIÉTÉS PHYSIQUES ET CHIMIQUES

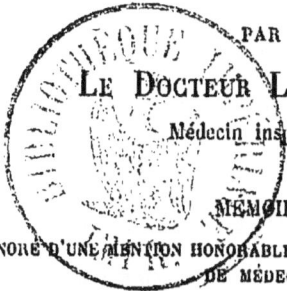

PAR

LE DOCTEUR L. BIGNON

Médecin inspecteur.

MÉMOIRE

HONORÉ D'UNE MENTION HONORABLE PAR L'ACADÉMIE IMPÉRIALE
DE MÉDECINE

(Séance publique annuelle du 13 décembre 1864.)

PARIS

GERMER BAILLIÈRE, LIBRAIRE-ÉDITEUR

RUE DE L'ÉCOLE-DE-MÉDECINE, 17

1865

Ce mémoire, que je publie aujourd'hui, a déjà subi l'épreuve d'une longue et patiente observation. Avant de lui donner sa forme définitive et d'en faire l'objet d'une communication académique, j'en avais rassemblé les principales données pour une lecture sur les eaux de Bagnoles que j'avais l'honneur de faire dans la séance du 3 octobre du congrès médicochirurgical de France tenu à Rouen en 1863. Mais, je ne saurais l'oublier, l'observation médicale, principalement en ce qui concerne les questions de thérapeutique thermale, est environnée des plus grandes difficultés, à cause de l'extrême complexité des faits auxquels elle s'adresse. Aussi me garderai-je bien d'avoir la prétention de présenter ce travail comme le dernier mot sur l'étude thérapeutique des eaux de Bagnoles. Fort du moins de la scrupuleuse exactitude et du soin tout consciencieux que j'ai apportés à son exécution, n'ayant aucune autre préoccupation que celle d'écrire simplement ce que je crois être la vérité, je le livre sans hésiter à l'appréciation du lecteur. J'aurai complétement atteint mon but, si je parviens à lui faire partager mes convictions sur l'importance de la valeur thérapeutique de ces eaux : j'ose dire qu'alors j'aurai accompli une œuvre utile à tous, aux médecins et aux malades.

La Ferté-Macé, 5 mai 1865.

DE LA VALEUR THÉRAPEUTIQUE

DES

EAUX DE BAGNOLES

(DE L'ORNE)

I

PROPRIÉTÉS PHYSIQUES ET CHIMIQUES.

Située sur les confins des anciennes provinces de la Normandie et du Maine, la source thermale de Bagnoles appartient, d'après l'*Annuaire des eaux de France*, à la sixième région ou massif nord-ouest de la carte géographique des eaux minérales de l'empire. Elle est la seule eau thermale de cette région d'ailleurs peu riche en eaux minérales.

Elle apparaît au sein d'une puissante formation de grès quartzites dont on aperçoit au sud de la Ferté-Macé les derniers tronçons et qui dessinent une chaîne très-élevée se continuant jusqu'aux portes de Mortain.

Les grès stratifiés de cette formation ont reçu des géologues le nom de grès à fucoïdes à cause des empreintes tubulaires qu'ils présentent et ils ont été rangés à la base du terrain silurien moyen.

Depuis leur formation, les grès à fucoïdes ont subi bien des bouleversements et des dislocations, par suite des éruptions granitiques et porphyriques. Elles ont produit dans cette immense chaîne que recouvrent les forêts de Mortain et de Domfront de profondes cassures transversales comme celle qui forme la petite vallée de Bagnoles.

Il est vraisemblable d'attribuer à la formation de cette vallée si pittoresque l'apparition de la source thermale qui fait l'objet de cette étude.

Les roches soulevantes ne se voient pas au point d'immergence de la source. Cependant il y a lieu de supposer, par comparaison au moins, que ces roches sont des porphyres qui, en brisant la croûte déjà épaisse du globe, ont déterminé les cassures par lesquelles jaillit la source minérale.

L'accident géologique qui a donné naissance à cette source et en même temps à la vallée de Bagnoles, a eu pour conséquence d'imprimer à cette vallée des formes extrêmement pittoresques et tourmentées, d'où résulte un chaos du plus saisissant effet qui produit sur le touriste émerveillé une impression profonde.

La vallée de Bagnoles est étroite, enclavée entre de gigantesques murailles de grès découpées avec hardiesse, laissant voir leurs strates inclinées ; la petite rivière la Vée, le torrent de Bagnoles, arrose cette vallée et bouillonne au milieu des blocs accumulés à la suite de ces bouleversements.

Depuis, les périodes géologiques plus tranquilles ont amené de fertiles terres de transport et la vallée de Bagnoles s'est couverte d'une luxuriante végétation (1).

---

(1) Je dois cette notice géologique à l'obligeance du savant ingénieur des mines de la circonscription du Calvados, M. Vieillard, dont l'autorité en pareille matière ne saurait être suspecte. L'appréciation qu'on vient de lire des caractères géolo-

Je n'ai pas à entrer ici dans les longs développements que nécessiterait, au point de vue pittoresque et hygiénique, la description complète du site et du pays de Bagnoles. J'ai dû seulement par ce qui précède, à titre de renseignement préliminaire indispensable pour l'étude des propriétés physiques et chimiques des eaux qui vont m'occuper, m'attacher à bien faire connaître les caractères de la constitution géologique du sol qui les recèle.

L'eau thermale de Bagnoles jaillit à une température de 25 degrés centigrades. Son débit extrêmement abondant pourrait fournir à une consommation considérable. J'ai constaté que la piscine, dont la capacité est de 6354 litres, met une heure à se remplir pendant le temps même où l'eau est utilisée pour le service des bains. En prenant cette base d'évaluation qui reste au-dessous de la réalité, le rendement est

giques de la vallée de Bagnoles a donc toute la valeur d'un document vraiment scientifique ; elle est absolument neuve et ne ressemble en rien aux descriptions de fantaisie relatées dans les différentes brochures précédemment publiées sur Bagnoles.

de 152 496 litres pour vingt-quatre heures et la puissance balnéaire de la source de $\frac{152496}{333}$. Ces chiffres prouvent que l'eau de Bagnoles satisferait aisément aux besoins d'un établissement de premier ordre. Elle laisse échapper de nombreuses bulles de gaz qui viennent parfois éclater à la surface de la fontaine avec un certain bruit de frémissement. Elle exhale une odeur de soufre très-manifeste, plus prononcée encore dans la buée de la piscine où il ne se produit cependant plus d'une manière visible d'émissions gazeuses, qu'au lieu même d'émergence. Elle est incolore et d'une remarquable limpidité : onctueuse au toucher, elle procure à la peau une très-grande douceur. Sa saveur est fade, légèrement nauséabonde, laissant à l'arrière-bouche un petit goût d'amertume très-appréciable.

Geoffroy, doyen de la faculté de médecine de Paris, lors d'une visite officielle à Bagnoles en 1694, entreprit sur la composition chimique de ses eaux quelques recherches dont il fit mention dans sa matière médicale (*De aquis sulphureis*). En 1749, Geoffroy fils procéda à une ana-

lyse plus sérieuse qui fut rapportée dans le
Journal de Verdun pour l'année 1767. Au mois
d'octobre 1813, l'illustre Vauquelin vint à Bagnoles, et avec l'aide de Thierry, le savant pro-
fesseur de chimie à la faculté de Caen, il fit sur
les lieux une seconde analyse dont les *Annales
de chimie* (avril 1814) font connaître les résultats. Cette analyse, qui n'était encore que
préparatoire, n'a malheureusement point été
reprise depuis. La manière incomplète dont ces
diverses analyses ont été faites, les progrès
réalisés par la chimie dans les procédés analy-
tiques des eaux minérales depuis l'époque re-
culée à laquelle elles ont été exécutées, me
les font considérer comme absolument insuffi-
santes aujourd'hui. Voici cependant ce que ces
différentes investigations paraissent avoir démontré :

Des gaz libres et des principes fixes entrent
dans la composition chimique des eaux de
Bagnoles.

1° *Gaz libres.* — Ces gaz ont été différem-
ment appréciés ; ce sont : de l'acide sulfhydrique révélé d'une manière évidente par l'odorat

et dont le dégagement est très-éphémère ; pour Vauquelin et Thierry, du gaz azote uni à de l'acide carbonique.

2° *Principes fixes.* — Des chlorures de sodium, de magnésium, de calcium, des traces d'iodures, de bromures et de sulfate de chaux ; de la silice, du soufre et du fer à l'état d'extrême division, mêlés à une matière organique analogue à la barégine.

On voit combien sont vagues les résultats fournis par ces recherches dans lesquelles on a complétement laissé de côté l'analyse quantitative des éléments minéralisateurs.

Avec ces données quelque indécises qu'elles soient, il me paraît possible néanmoins, en s'aidant et des observations que j'ai signalées relativement à l'émission des gaz libres et de certaines appréciations basées sur des faits chimiques parfaitement démontrés, de rechercher et de déterminer avec quelque apparence de certitude, à quelle classe doivent appartenir les eaux qui m'occupent.

Les gaz qui crépitent à la surface de la fontaine, au point d'émergence, ai-je dit, ne se remar-

quent plus du tout à la piscine distante d'environ
huit mètres et où l'eau arrive à tuyau plein, de
telle façon que dans le parcours il ne peut se
faire aucune déperdition de gaz. Cependant
c'est précisément dans la buée de la piscine
que l'on perçoit une odeur de soufre de beaucoup plus prononcée qu'au lieu d'émergence.
Il me paraît donc très-probable, sinon certain,
que l'odeur sulfureuse constatée à la piscine
tient à un dégagement d'une certaine abondance
mais latent de gaz acide sulfhydrique provenant
de la décomposition de monosulfures ; et que
les gaz reconnus par Vauquelin et Thierry pour
de l'azote uni à l'acide carbonique ne sont autres
que ceux qui se dégagent visiblement au point
d'émergence de la source. Les recherches de
M. Ossian Henry, ex-chef des travaux chimiques
de l'Académie impériale de médecine de Paris,
viennent à l'appui de cette opinion. Cet habile
chimiste, à qui le propriétaire de Bagnoles avait
envoyé de son eau, a constaté en effet que
le précipité produit dans l'eau de Bagnoles par
l'azotate d'argent, recueilli et lavé par l'am-
moniaque, fournit, lorsqu'on le traite par l'a-

cide chlorhydrique, l'odeur de foie de soufre.

Il est constant, d'un autre côté, que les eaux sulfurées sodiques laissent fréquemment dégager du gaz azote en quantité abondante. Sous ce rapport encore la source de Bagnoles présente donc les caractères chimiques de cette classe d'eaux minérales dans laquelle elle me paraît devoir trouver place sous la qualification d'eau sulfurée sodique à minéralisation faible.

Mais, on le sait, si faible qu'on la suppose, la minéralisation d'une eau sulfurée est toujours effective. La présence dans une eau d'un principe sulfureux imprime de suite à cette eau une caractéristique thérapeutique formelle qui se traduit par des effets immédiats et très-tranchés. D'ailleurs l'activité physiologique et thérapeutique de toute eau minérale en général, l'importance de ses propriétés curatives, sont loin d'être en raison directe de la proportion de ses agents minéralisateurs. C'est ainsi, pour n'en citer qu'un exemple parmi beaucoup d'autres qu'il me serait facile d'invoquer, que Bourbon-Lancy, qui représente dans la classe des chlorurées sodiques des eaux faibles, n'en offre pas moins des applications très-importantes et en même temps très-précises.

En outre de ses eaux thermales, Bagnoles possède une source froide ferrugineuse, marquant 13 degrés centigrades, minéralisée par du bicarbonate de protoxyde de fer ; le trop plein laisse en s'écoulant sur le sol un abondant dépôt de sesquioxyde de fer hydraté. Cette eau, dont le débit est très-faible, n'est utilisée qu'en boisson. Douce et légère à l'estomac, elle rend, à titre de médication adjuvante, d'importants services dans tous les cas où les préparations martiales sont indiquées et principalement dans les affections chloro-anémiques.

II

VALEUR THÉRAPEUTIQUE DES EAUX
DE BAGNOLES.

Utilisées depuis bientôt deux siècles, d'après
des renseignements écrits parfaitement authen-
tiques, les eaux thermales de Bagnoles, comme
toutes les sources d'origine ancienne, possèdent,
à côté de leur légende, leur histoire thérapeutique (1). N'ayant strictement en vue dans ce

(1) Le nom de Bagnoles semble dériver de *balneum* ou de
bagnum. Le mot *balneum* était la qualification générique par
laquelle les Romains désignaient toute source chaude : le mot
bagnum est un terme de basse latinité qui paraît avoir été substitué au premier, à l'époque où, après les guerres d'Italie au
règne de François Ier, le latin s'intronise dans la langue fran-
çaise sous le patronage de l'école savante de Ronsard. La première étymologie ferait remonter la découverte des eaux de
Bagnoles à une très-haute antiquité; la seconde est la plus
vraisemblable, elle est d'accord du moins avec les documents
historiques que l'on possède sur ces eaux et desquels il résulte
d'une manière très-certaine que Pierre Hélie, secrétaire du roi
au grand collége de Falaise, fut, en 1692, le fondateur des

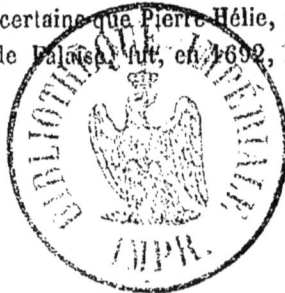

travail que l'étude des vertus intrinsèques de ces eaux, démontrées par une attentive et sévère expérimentation clinique, il n'entre point dans le cadre que je me suis tracé, d'exposer complétement ici les longs détails d'une double revue historique et bibliographique.

Je ne pouvais néanmoins passer entièrement sous silence ce qui, dans l'histoire du passé des eaux de Bagnoles, considérées sous le rapport des résultats fournis par les différentes applications thérapeutiques qui en ont été faites, ce qui, dis-je, peut aujourd'hui contribuer à fixer et à déterminer, d'une manière plus rigoureuse ou plus probante, l'importance et l'étendue de

bains de Bagnoles dont le domaine lui avait été concédé moyennant 150 fr. de rente.

Une brochure apocryphe, imprimée à Alençon en 1740, prouve néanmoins qu'avant la fondation de Pierre Hélie, les eaux de Bagnoles étaient utilisées par les habitants de la contrée. Une légende restée populaire et consignée dans cette brochure nous enseigne qu'un vieux cheval poussif et abandonné avait trouvé la guérison « dans *les eaux chaudes sortant des verts marécages situés au pied des roches noires* ». « A son exemple, ajoute le chroniqueur anonyme, des gens du voisinage atteints de lèpres affreuses s'y baignèrent et ils devinrent bientôt sains et propres comme s'ils venaient de sortir du ventre de leurs mères. »

leur spécialisation thérapeutique comme de leurs propriétés secondaires.

Je vais donc examiner rapidement quels sont, sous ce double rapport, les enseignements réels que l'on peut trouver dans les écrits des divers observateurs qui ont, avant moi, expérimenté ou étudié l'action médicatrice de ces eaux.

Pendant une très-longue période, les médecins intendants brevetés (1) des eaux de Bagnoles, de même que les chirurgiens-majors, successivement chargés de l'hôpital militaire qui exista dans cette station thermale jusque dans ces derniers temps (1840), ne formulent aucune donnée générale sur les résultats de leur pratique, ne fournissent aucun document déduit d'une observation rigoureuse et méthodique. Les faits recueillis par eux sont d'ailleurs en grande partie, les uns restés inédits, les autres enfouis dans les cartons du ministère de la guerre. Ceux que l'on possède ont trait surtout aux effets vraiment remarquables de ces

(1) A cette époque, le possesseur d'un établissement thermal portait le titre de gouverneur ; le médecin qui y était attaché, celui d'intendant breveté des eaux.

eaux dans le traitement de paralysies vaguement et incomplétement décrites.

Le docteur Piette, qui pendant cinquante-sept ans fit le service médical des eaux de Bagnoles, a laissé sur sa vaste expérience quelques documents très-intéressants. Cependant, si j'en excepte les affections paralytiques, sans désignation de forme et de nature, dans le traitetement desquelles il signale à son tour leur action thérapeutique réelle, on ne saurait retirer de la lecture de ses mémoires aucun profit pour la détermination de la spécialisation thérapeutique de ces eaux. Il est vrai que de son temps l'on s'occupait généralement fort peu de rechercher les propriétés spéciales à chaque espèce d'eaux minérales. Ce n'est guère que de nos jours que l'on a réellement substitué la spécialité d'action et l'appropriation thérapeutique de chacune d'elles à l'universalité banale des applications empiriques que l'on en faisait autrefois. Aussi Piette fournit-il des exemples de guérison par les eaux de Bagnoles dans presque tous les genres de maladies chroniques et constitutionnelles; l'hémoptysie est pour lui l'unique contre-indication à leur emploi. Il n'est pas jusqu'à la stérilité pour la guérison de laquelle il n'ait dans ses eaux une très-grande confiance, se faisant en cela le continuateur naïf de la tradition transmise par de vieilles chroniques, à savoir que : « les dames de Normandie venaient aux eaux de Bagnoles pour guérir leur stérilité. » On sait d'ailleurs qu'autrefois presque toutes les sources d'eaux minérales revendiquaient des guérisons merveilleuses sous ce rapport ; et qu'au temps de Stahl, c'était surtout un remède contre la stérilité que l'on allait chercher dans les stations thermales.

Tous les travaux publiés depuis Piette, par les différents médecins qui se sont succédés dans l'inspection des eaux de Bagnoles, ont été résumés ou en partie reproduits dans un excellent mémoire publié en 1854 par M. le docteur Desnos. Mais exposant en historien, auquel le défaut d'une expérience personnelle interdisait la critique, les résultats d'une pratique multiple et diverse, l'auteur est nécessairement conduit à étendre outre mesure les applications des eaux de Bagnoles. C'est ce qui a fait dire aux auteurs

du *Dictionnaire général des eaux minérales*,
au sujet des eaux qui m'occupent, qu'elles possèdent une série d'applications trop étendues
et trop prononcées pour qu'il soit possible de
leur en attribuer de spéciales et de formelles.
La suite de mon travail prouvera l'inexactitude
de ce jugement prématuré (1).

Je ne puis cependant que m'associer à l'opinion de M. le docteur Desnos, lorsqu'il fait res-
sortir par des observations nombreuses et très-
concluantes les qualités thérapeutiques tout à
fait spéciales de ces eaux dans le premier groupe
de maladies qu'il envisage, celui des affections
des voies digestives. Il reproduit à ce sujet des
passages empruntés aux brochures de MM. les
docteurs Ledemé et Lebreton, auxquels revient
l'honneur d'avoir signalé les premiers à l'attention des praticiens cette propriété thérapeutique des eaux de Bagnoles assurément la mieux
caractérisée.

Je dois pourtant dire de suite, que même

---

(1) *Dictionnaire général des eaux minérales et d'hydrologie
médicale*, par MM. Durand-Fardel, Le Bret, J. Lefort et Jules
François, t. I, p. 187.

sous ce dernier rapport, je ne puis partager
entièrement les idées émises par ces observateurs. A côté des affections atoniques du tube
digestif (dyspepsies atoniques et flatulentes),
ils placent en effet au même rang, comme s'a-
dressant d'une manière égale à la spécialité
d'action des eaux de Bagnoles, les gastralgies
et les dyspepsies nerveuses quelle que soit d'ailleurs l'intensité des douleurs, les tics douloureux et les névralgies franches, en un mot tous
les états névropathiques, attribuant ainsi à ces
eaux une sorte de mélange d'action sédative et
d'action tonique. Je m'élève fortement contre
cette opinion dont une observation extrêmement
attentive, sévèrement suivie et contrôlée depuis
quatre ans m'a démontré la parfaite inexactitude. J'ai, au contraire, toujours constaté que
les eaux de Bagnoles se montrent invariable-
ment inutiles, assez souvent même nuisibles
dans tous les états fortement douloureux, dans
les névralgies franches, chez les sujets très-
irritables et névropathiques.

Ainsi donc, on le voit, les eaux thermales de
Bagnoles sont au nombre des sources dont on

n'a point encore ni dégagé la caractéristique thérapeutique d'une manière précise et complète,
ni tracé nettement l'ensemble des propriétés
curatives qui leur sont propres.

« Les eaux minérales, dit Durand-Fardel (1),
considérées-soit dans l'ensemble de leurs divi-
sions chimiques, soit pour quelques-unes indi-
viduellement, offrent en général une série plus
ou moins étendue d'applications qui leur sont
propres, spéciales, et qui les indiquent d'une
manière particulière dans un certain nombre
d'états pathologiques. » « La première chose
à faire, dit encore plus loin le même auteur,
est donc de dégager la spécialisation des eaux
minérales vis-à-vis des principaux faits pathologiques auxquels elles s'adressent et de la sé-
parer des diverses applications auxquelles elles
peuvent encore servir. »

J'ajoute que chaque source minérale étant un
médicament, on ne peut arriver à en faire une
application judicieuse que par l'expérimentation
clinique. A mon sens, les eaux minérales, qui

(1) Durand-Fardel, *Traité thérapeutique des eaux minérales de la France et de l'étranger*. Paris, 1857.

sont les agents de la thérapeutique hydro-mi-
nérale des maladies chroniques et constitutionnelles, forment pour ainsi dire une matière
médicale spéciale : chaque source doit y occuper une place déterminée, principalement d'a-
près la nature et l'importance de ses propriétés
curatives particulières.

C'est en m'inspirant de ces principes que je
me suis appliqué à l'étude des effets thérapeutiques des eaux de Bagnoles ; je vais exposer
maintenant les résultats auxquels cette étude
m'a conduit.

La valeur thérapeutique d'une eau minérale
se compose de l'ensemble de ses propriétés curatives, particulières et générales : elle est la
résultante du nombre et de l'importance de ses
applications spéciales et accessoires.

1° Propriétés thérapeutiques générales ou physiologiques.

L'action physiologique des eaux de Bagnoles
m'a toujours paru identique, dans l'état de santé
comme dans l'état de maladie. Elle se mani-
feste promptement chez les personnes qui en

font usage, soit en bains seulement, soit tout à
la fois en bains et en boisson, par un sentiment
inaccoutumé de bien-être, de souplesse et de
force. Le système musculaire reçoit un accrois-
sement notable d'énergie, la circulation du sang
s'accélère, l'appétit augmente, en un mot, l'ensemble de l'état dynamique devient meilleur;
l'organisme, pour me servir d'une expression
caractéristique de ces effets tant de fois emprun-
tée à Bordeu, subit un *remontement général.*

C'est à cette action excito-motrice exercée par
les eaux sur tous les tissus doués de contractilité qu'il faut attribuer sans aucun doute, et la
purgation déterminée chez les personnes dont
la constipation résulte de l'atonie des parois in-
testinales, et, au contraire, la constipation pro-
duite dans certains cas par l'exagération même
de cette contractilité musculaire des organes digestifs au delà des limites de l'état physiologique et constituant alors un éréthisme morbide.

On conçoit de suite que de tels effets peuvent, dans quelques circonstances, chez des
sujets très-débilités, produire une excitation
trop forte qui se traduise par un léger mouve-

ment fébrile, s'accompagnant d'insomnie, de courbature et de bouffées de chaleur; qu'une excitation pathologique semblable survienne également chez des malades trop excitables, névropathiques ou doués d'un tempérament nerveux-sanguin assez fortement accentué. Tels sont en effet les phénomènes que j'ai souvent observés, dans lesquels je ne puis voir que des accidents passagers du traitement et non les manifestations d'une action perturbatrice spéciale. Il découle naturellement de ces faits certaines contre-indications; elles s'adressent aux sujets franchement névropathiques, aux personnes d'un tempérament sanguin très-prononcé, ou disposées aux congestions actives et aux hémorrhagies.

Ces propriétés générales de reconstitution se manifestent d'une manière constante chez tous les malades, mais, dans aucun cas, elles n'apparaissent avec autant d'évidence que chez les sujets dont l'affection principale se trouve précisément en dehors des formes pathologiques qui ressortissent de la spécialisation thérapeutique des eaux.

Je vais en fournir quelques exemples :

PREMIÈRE OBSERVATION. — M..... âgé de qua-
rante-six ans, habite un chef-lieu de départe-
ment où il se trouve lancé dans le haut com-
merce : il est d'une constitution faible et d'un
tempérament nerveux. Depuis trois ans, il a
éprouvé deux graves maladies : une pneumonie
et un rhumatisme articulaire aigu. Ces maladies, jointes à quelques excès alcooliques, à des
veilles prolongées, à des travaux d'écriture trop
assidus et aussi aux préoccupations d'esprit in-
cessantes que procurent nécessairement les
grandes entreprises commerciales, ont fortement épuisé sa faible constitution et déterminé
un état excessif d'atonie et de débilité générale
qu'accompagnent des troubles nerveux singu-
liers que je puis décrire comme il suit : impa-
tiences dans les jambes, suivant l'expression du
malade, avec contractures, roideurs articulaires,
suivies d'un tremblottement général de tout le
corps, sans mouvements convulsifs désordon-
nés. Puis, le cœur participant à son tour à cette

névrose, il survient des palpitations, des spas-
mes, de l'oppression. Au bout de quelques mi-
nutes, tout rentre dans l'ordre, mais le malade
conserve une grande fatigue, de l'accablement
mêlé de frayeur. Ces crises se renouvellent
presque chaque soir. C'est dans cette pénible
situation, pâle, anémié, presque sans force,
n'ayant plus aucun appétit, qu'arrive à Bagnoles
M..., au mois de juillet 1862.

Après quelques jours de traitement, ce malade se sent un peu moins d'inertie; son appétit,
qui se réveille d'abord faiblement, devient bientôt excellent. Alors les forces renaissent, M.....
peut se promener, se donner de l'exercice, il
reprend de l'embonpoint, ses crises nerveuses
diminuent rapidement de fréquence et d'intensité. Au bout de vingt jours de séjour à Bagnoles, il était méconnaissable.

DEUXIÈME OBSERVATION. — Madame ***, âgée
d'environ soixante ans, arrive à Bagnoles dans
les premiers jours de juillet 1861. A une assez
forte constitution, elle joint une notable obésité
qui se lie à un tempérament lymphatique san-

guin-veineux. L'année dernière, elle a perdu
une jeune fille qui s'est éteinte lentement d'une
phthisie pulmonaire. Pendant près de deux
ans, elle lui a prodigué les soins maternels les
plus tendrement dévoués, ne dormant plus et
passant toutes les nuits, jusqu'au dernier jour,
auprès de cette chère enfant qui lui échappe.
Cette fatigue physique extrême, jointe à son
immense affliction, a profondément déprimé sa
constitution. Elle est tourmentée par une sueur
incessante, véritable éphidrose, qui l'énerve
énormément. A la suite de ses veilles, sa vue
s'est beaucoup affaiblie. M. Desmarres consulté,
a constaté à l'ophthalmoscope une amblyopie par
congestion passive de la rétine.

Madame *** est surtout venue à Bagnoles
pour prendre l'air de la campagne et fuir un
instant les objets qui lui rappellent sans cesse
la perte cruelle qu'elle a faite. Docile à mes
conseils, cette dame a pris des bains et, sous
leur influence, elle a promptement éprouvé une
sensible amélioration. Ses forces se sont rele-
vées, l'appétit, qui était complétement nul, est
devenu assez vif; la sueur a cessé. Après trois

semaines de séjour aux eaux, madame ***
est partie dans un état de santé très-satisfaisant.

TROISIÈME OBSERVATION. — M...., âgé d'environ cinquante ans, d'une faible constitution,
d'un tempérament lymphatique-nerveux, a toujours été d'une santé délicate. Depuis long-
temps, la mort prématurée de sa femme est
venue attrister son existence. Il y a onze ans, il
a été tourmenté par une longue et violente
gastralgie.

Au mois d'avril dernier, il est pris à droite
d'une pleurésie aiguë qui passe rapidement à
l'état chronique, et pendant le cours de laquelle
l'application d'un vésicatoire est suivie d'une
violente cystite cantharidienne qui ramène à son
tour des troubles gastralgiques et entéralgiques.
Sérieusement menacé, M..... se tire néanmoins
de cette situation périlleuse si complexe, et, au
mois de juin, on lui conseille d'aller prendre
les eaux des Pyrénées. Mais n'osant, à cause de
son excessive faiblesse, entreprendre un aussi
long voyage (M..... habite un des départements

de l'Ouest), il arrive à Bagnoles dans les premiers jours de juillet 1863.

M..... est pâle, considérablement émacié, sa
respiration est brève, sa parole entrecoupée ; il
ne peut faire quelques centaines de pas sans
être obligé de se reposer, à cause de l'oppression et de la fatigue qu'il éprouve. Sa voix s'en-
roue promptement lorsqu'il vient à parler quelques instants. Son appétit est presque nul, ses
digestions excessivement pénibles ; le pouls est
très-faible, filiforme. Je constate une matité
absolue dans les deux tiers inférieurs du côté
droit du thorax, et dans la même étendue une
absence complète du bruit respiratoire, de l'é-
gophonie au niveau de l'épine de l'omoplate.
Assurément, les eaux de Bagnoles ne pouvaient
rien d'une manière directe contre les altérations
pleurales dévoilées par cet examen ; mais je
pensai de suite que les eaux agiraient utilement
en relevant les forces de cet organisme épuisé.
Ces espérances se sont promptement réalisées :
M..... s'est senti plus de force au bout de quelques jours, son appétit s'est peu à peu déve-
loppé, ses digestions sont devenues moins pé-

nibles, en même temps qu'un léger retour à
l'embonpoint donnait à sa physionomie une
expression moins altérée.

Après un mois de séjour aux eaux, M.....
est parti dans un état très-satisfaisant. La respiration est plus large, la matité bien moindre;
l'absence du bruit respiratoire n'existe plus que
dans le tiers inférieur du poumon droit, et encore n'y est-elle plus tout à fait complète. Il
s'est fait un travail de résorption des produits
anormaux de la plèvre, épanchement et fausses
membranes, sous l'influence d'une certaine activité physiologique générale développée par le
traitement hydro-thermal.

J'aurais pu multiplier beaucoup les observations de ce genre. Celles que je viens de relater
suffisent non-seulement à mettre en évidence
les qualités thérapeutiques générales des eaux
de Bagnoles, mais encore à montrer que ces
qualités peuvent être très-avantageusement
utilisées dans certains états généraux vagues,
indéterminés, quelles qu'en soient d'ailleurs les

causes, où l'atonie, la débilité, l'adynamie sont les seuls éléments morbigènes.

Après ces affections atoniques générales, la chlorose, la chloro-anémie, le lymphatisme et la scrofule sont les principaux groupes qui appartiennent aux applications secondaires, accessoires des eaux de Bagnoles.

C'est dans le traitement de la chlorose et de la chloro-anémie, que la source ferrugineuse froide se montre un puissant auxiliaire de la médication hydro-thermale.

Le lymphatisme et la scrofule, la scrofule bénigne principalement, sont très-avantageusement modifiés par ces eaux. Sous leur influence le lymphatisme tend à s'effacer, la diathèse scrofuleuse elle-même s'atténue ; les eaux, au contraire, agissent défavorablement lorsque le scrofuleux est actuellement aux prises avec une manifestation diathésique aiguë. Mais, je me hâte de le dire, bien que j'aie vu la scrofule grave, celle qui atteint les articulations et le tissu osseux, guérir complétement à Bagnoles, dans quelques rares circonstances, je n'ai nullement la prétention de considérer ces eaux

comme les équivalentes, dans ces sortes d'affections, des bains de mer et des eaux chlorurées
sodiques. Cependant, suivant les remarques
même de M. Gaudet (1) et de M. Roccas (2), il
est des sujets lymphatiques et scrofuleux qui,
en vertu d'une excessive impressionnabilité
nerveuse, supportent mal l'hydrothérapie ma-
rine et auxquels une médication thermale par
les eaux de Bagnoles pourra souvent alors
se montrer mieux appropriée et plus favo-
rable.

Disons enfin que l'aménorrhée et les flux leu-
corrhéiques dépendant, non pas d'un état in-
flammatoire, mais bien de l'inertie organique ou
fonctionnelle des organes utéro-ovariens, peuvent encore trouver place dans les applications
secondaires et accessoires de nos eaux.

(1) Gaudet, *Recherches sur les effets hygiéniques et thérapeutiques des bains de mer*, 1844.
(2) Roccas, *Des bains de mer*, 1857.

2° Propriétés thérapeutiques spéciales.

Ces propriétés spéciales se manifestent dans des affections de divers genres ; mais elles n'apparaissent dans aucune d'elles plus formelles et mieux caractérisées que dans certains troubles fonctionnels des voies digestives.

Ces troubles, désignés sous le nom de dyspepsies, présentent des états pathologiques multiples dont la description ne rentre point dans le cadre que je me suis tracé, et dont je vais simplement faire connaître l'ensemble d'une manière sommaire

Au point de vue le plus général, les maladies fonctionnelles de l'appareil digestif, ou dyspepsies, se divisent en deux grandes classes. La première renferme les dyspepsies essentielles, c'est-à-dire les altérations des fonctions digestives indépendantes de toute lésion matérielle des organes composant l'appareil de la digestion ; la seconde renferme les dyspepsies symptomatiques, c'est-à-dire les altérations des fonctions digestives qui ne sont que le retentissement sur les actes de la digestion, d'une affection plus ou moins éloignée, générale ou locale, ou de certains états constitutionnels diathésiques, tels que les vices herpétique et dartreux, les diathèses rhumatismale et goutteuse.

Qu'elles soient essentielles, symptomatiques ou diathésiques, les dyspepsies présentent encore, sous le rapport des symptômes qui leur sont propres, certaines différences qui les ont fait ranger sous plusieurs formes ou variétés diversement admises par les observateurs.

C'est aux formes atoniques et flatulentes de la dyspepsie essentielle, assurément les plus communes et les mieux connues, que s'adresse la spécialisation thérapeutique des eaux de Bagnoles. Mais si ces eaux sont constamment et merveilleusement efficaces dans ces deux variétés si fréquentes des maladies fonctionnelles de l'appareil digestif, elles deviennent bien moins utiles dans les formes nerveuses avec excès de sensibilité, et tout à fait défavorables dans les dyspepsies très-douloureuses : soit que l'on considère ces dernières comme appartenant à cette espèce particulière des troubles digestifs décrits par M. Nonat (1) sous le nom de dyspepsies par irritation, soit que l'on rapporte dans ces cas les phénomènes cardialgiques ou entéralgiques à des complications de gastralgie et d'entéralgie.

Les qualités thérapeutiques des eaux de Bagnoles ne se manifestent pas avec moins de puissance dans un bon nombre de dyspepsies symptomatiques. Les observations que j'ai rapportées plus haut, en même temps qu'elles témoignent de leurs propriétés générales, montrent aussi leur influence directe sur les troubles afférents aux voies digestives. Mais il est surtout un genre de dyspepsies symptomatiques dans lesquelles leurs vertus curatives se révèlent d'une façon remarquable, ce sont celles qui sont liées aux congestions et aux tuméfactions passives du foie, à l'empâtement général des viscères abdominaux, en un mot, à la pléthore veineuse totale ou partielle de l'abdomen.

(1) Nonat, *Traité des dyspepsies.* Paris, 1862.

L'influence des eaux de Bagnoles s'exerce encore d'une manière spéciale dans les manifestations multiformes de la diathèse rhumatismale.

Les rhumatismes articulaires et musculaires chroniques sont, on le sait, avec le rhumatisme goutteux (s'il faut admettre toutefois ce dernier à titre de forme spéciale), les expressions symptomatiques les plus habituelles de cette diathèse. Ces eaux, dans tous les cas de ce genre, lorsque les sujets atteints joignent au vice rhumatismal une constitution molle et lymphatique, qu'ils présentent divers degrés d'obésité ou seulement de l'empâtement des membres affectés, ces eaux, dis-je, se montrent toujours extrèmement salutaires. Il en est tout autrement dans les formes nerveuses du rhumatisme, et plusieurs fois, je les ai trouvées inutiles et même nuisibles chez les rhumatisants trop névropathiques auxquels une constitution sèche et maigre donne une excessive sensibilité.

La névralgie sciatique est fréquemment de nature rhumatismale : les eaux de Bagnoles,

dans ce cas, en triomphent aisément et rapidement ; elles échouent au contraire contre la sciatique essentiellement nerveuse.

Les paralysies sont, sans contredit, les manifestations les plus importantes et aussi les plus
graves du vice rhumatismal. Ces paralysies sont
loin d'être rares ; j'en ai vu quelques exemples
guérir à Bagnoles avec une merveilleuse promp-
titude. Aussi, dans l'impossibilité où je me
trouve de pouvoir contrôler, sous le rapport de
cette origine spéciale, les nombreuses guérisons
de paralysies rapportées par Piette et ses prédécesseurs, et en présence des faibles avantages
que j'ai retirés des eaux dans le traitement de
diverses autres paralysies, je suis fortement
porté à penser que le plus souvent, dans tous
ces cas, l'on a eu affaire à des paralysies rhumatismales.

Quoi qu'il en soit, je ferai observer que, le
plus habituellement, les manifestations rhumatismales, névralgiques et paralytiques paraiss-
sent être bien moins tenaces, bien moins rebelles
que les manifestations rhumatismales propre-
ment dites. Les premières guérissent assez sou-

vent d'une manière complète et définitive ; les
secondes, presque toujours, ne sont qu'atté-
nuées dans leurs effets. En un mot, dans l'immense majorité des cas, la guérison pour le
rhumatisant diathésique n'est que transitoire,
le traitement hydro-thermal le plus heureux
qu'un palliatif.

Les dermatoses vésiculeuses, et principalement les formes humides et sécrétantes fer-
ment, avec les ulcères atoniques, la série des
applications spéciales des eaux de Bagnoles. Je
les ai vues triompher des eczémas les plus in-
vétérés et les plus opiniâtres avec une étonnante
facilité. Sous leur influence, les plaies sanieuses,
indolentes, se détergent, deviennent plus vives
et prennent une tendance marquée vers la ci-
catrisation.

J'ajoute, pour ne rien omettre, que ces eaux
ont été beaucoup vantées autrefois dans le traitement des plaies d'armes à feu. On a certaine-
ment dû en constater bien des fois les effets
dans ces sortes de blessures pendant l'existence
de l'hôpital militaire, mais aucune observation
de ces faits n'étant à ma disposition, je ne suis

point en mesure de me prononcer sur le degré d'importance que comporte cette application spéciale, où l'expérience personnelle me fait complétement défaut.

III

CONCLUSIONS.

Je me résume dans les propositions suivantes :

1° Les eaux de Bagnoles (de l'Orne) paraissent appartenir à la classe des sulfurées sodiques à faible minéralisation,

2° Elles sont essentiellement toniques et reconstituantes ; à ce titre, elles peuvent trouver leur application rationnelle dans un assez grand nombre d'états pathologiques indiquant, comme première ou principale indication, l'emploi d'une médication réparatrice, les affections chloroanémiques, le lymphatisme et la scrofule sont les principaux groupes que concernent ces applications communes, accessoires des eaux de Bagnoles.

3° Leur spécialisation thérapeutique s'adresse :

A. Aux formes atoniques et flatulentes de la dyspepsie essentielle et symptomatique ;

B. Aux formes atoniques du rhumatisme articulaire et musculaire chronique, aux paralysies et à la névralgie sciatique rhumatismales ;

C. Aux ulcères indolents et aux affections sécrétantes de la peau, l'eczéma en particulier.

4° Ces eaux sont d'une manière générale contre-indiquées aux personnes d'un tempérament nerveux-sanguin fortement accentué, ou très-irritables au point de vue fluxionnaire, hémorrhagique ou névropathique.

J'ai voulu, dans ce travail, exposer d'une manière sommaire les résultats de ma pratique thermale depuis quatre ans et présenter ainsi une étude générale des propriétés intrinsèques des eaux de Bagnoles déduite principalement des faits de mon expérience personnelle, faits dont un certain nombre sont consignés dans mes deux rapports généraux pour les années 1861 et 1862. Je n'ai pas négligé cependant de mettre à profit les observations de mes prédécesseurs dont j'ai accepté les opinions chaque fois qu'elles sont sorties intactes du contrôle rigoureux, mais toujours impartial, auquel j'ai dû les soumettre. Sans doute l'étude d'une eau minérale, pour être complète, ne doit point se borner à la seule détermination de ses vertus intrinsèques ; et je sais que les circonstances accessoires et secondaires qui résultent de la salubrité de la contrée qui la possède, du climat, de la température, etc., etc., de la nature environnante en un mot, doivent entrer en sérieuse ligne de compte dans l'appréciation des effets qu'on en obtient. N'ayant point encore jusqu'à ce jour suffisamment dirigé mon attention sur le rôle et l'importance que l'on doit accorder dans nos thermes à ces influences extérieures, j'ajourne à plus tard cet intéressant sujet de recherches. Je me propose également de reprendre ultérieurement chacune des conclusions qui précèdent dans autant de monographies qui formeront le complément et pour ainsi dire les pièces justificatives de ce mémoire.

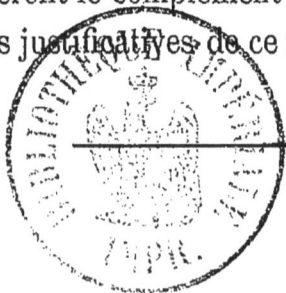

TABLE

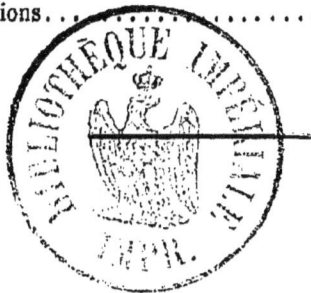